AF456826

LE

DIABÈTE SUCRÉ

N'EST PLUS INCURABLE

DÉCOUVERTE FAITE PAR M. ARGER,

EX-DIABÉTIQUE.

COMPLÉMENT INDISPENSABLE DU RÉGIME MÉDICAL.

ON SOUSCRIT D'AVANCE CHEZ L'AUTEUR,

A Rouen, rue Saint-Nicolas, 27;

A VICHY,

1865

Rouen, imp. Giroux et Renaux, rue de l'Hôpital, 25.

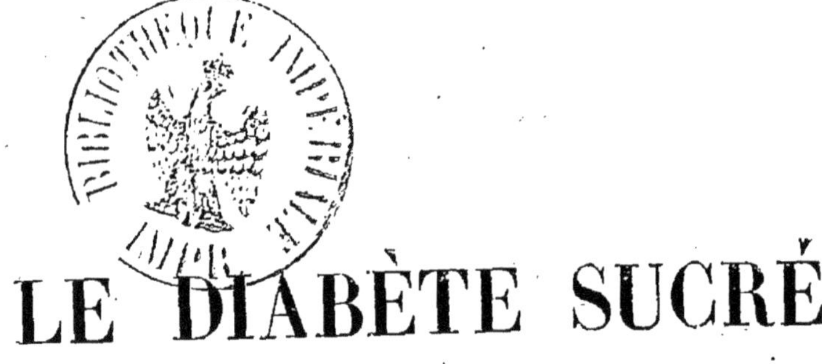

LE DIABÈTE SUCRÉ

N'EST PLUS INCURABLE.

ROUEN. — TYPOGRAPHIE DE GIROUX ET RENAUX.

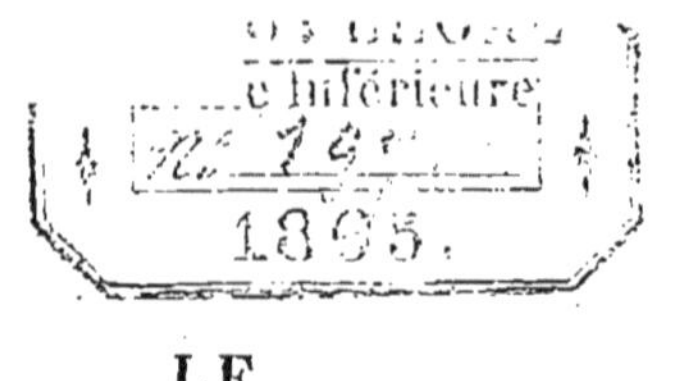

LE

DIABÈTE SUCRÉ

N'EST PLUS INCURABLE

DÉCOUVERTE FAITE PAR M. ARGER,

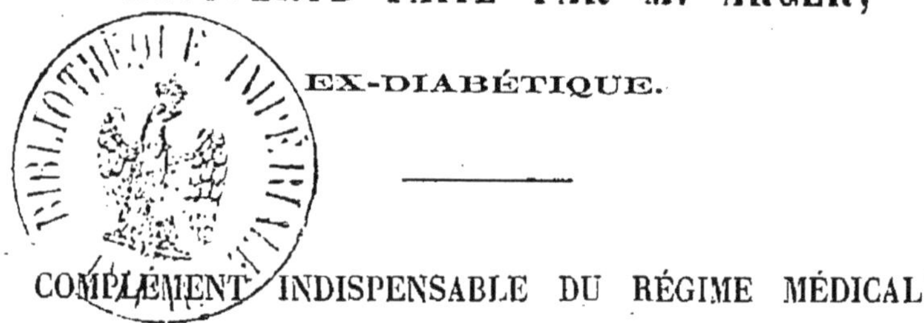

EX-DIABÉTIQUE.

COMPLÉMENT INDISPENSABLE DU RÉGIME MÉDICAL.

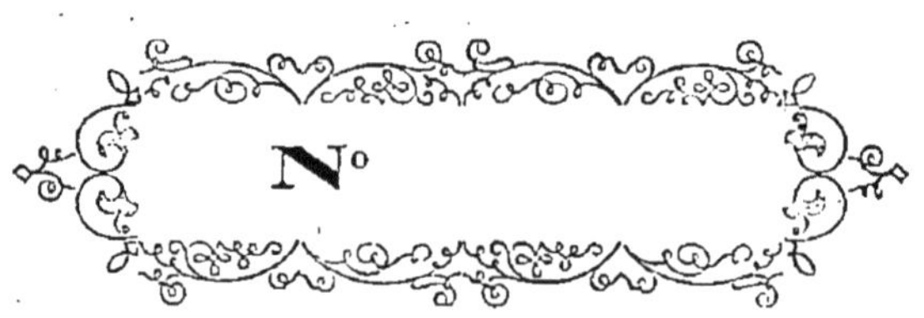

N°

ON SOUSCRIT D'AVANCE CHEZ L'AUTEUR,

A Rouen, rue Saint-Nicolas, 27;

A VICHY,

1865

I

Quelle que soit la cause déterminante de la maladie désignée sous le nom de *Diabète sucré,* les faits, dans l'ordre où ils se présentent, semblent indiquer qu'en général cette affection n'attaque que les personnes prédisposées à produire, par leurs sécrétions, du sucre en surabondante quantité. Cette prédisposition naturelle va sans cesse en augmentant, et conduit à la longue à un état maladif sérieux, pour peu qu'elle soit favorisée par une cause quelconque d'affaiblissement, soit physique, soit morale.

Jusque-là, le malade n'a été averti par aucun symptôme appréciable. Au moment où il commence à s'inquiéter, l'affection a déjà fait des progrès, et alors il pourrait remarquer lui-même, en de certains instants propices, que le sucre abonde dans sa sueur, dans ses larmes et surtout dans son sang. Mais comment le ferait-il? Il n'a aucun guide autour de lui, aucune espèce d'indication, et les occasions d'observer lui échappent. L'attention du médecin n'est éveillée le plus souvent que lorsque les incommodités de la maladie ont pris d'effrayantes proportions, et il s'écrie : *Ce doit être le diabète !*

On constate scientifiquement l'existence de cette maladie par la présence, dans les urines, d'une quantité plus ou moins considérable de sucre. Elle se révèle aussi, chez celui qui en est atteint, par les taches de sucre qui surviennent sur ses vêtements, par le *supplice de la soif*, qu'accompagne ensuite celui de la faim. —Quoi qu'il fasse pour les satisfaire, le malade est constamment tourmenté de ces deux besoins, et il a beau boire et manger, cela ne l'empêche pas de maigrir à vue d'œil.

Jusqu'en 1839, l'art médical était resté tout-à-fait impuissant contre le diabète, et cependant des exemples de guérison avaient été fournis de temps à autre par de pauvres artisans qui, quoique condamnés à de rudes travaux qu'ils ne pouvaient interrompre, étaient parvenus, les uns, à se guérir radicalement, les autres, à se prolonger l'existence par l'usage de quelques simples que la nature prodigue partout. Le désespoir leur avait donné l'inspiration d'y avoir recours, et, après en avoir éprouvé un soulagement immédiat, ils avaient su en tirer parti. Mais de pareils exemples, demeurant ignorés des maîtres de la science, ne pouvaient servir d'enseignement.

En 1839, on prescrivit contre le diabète, et l'on n'a cessé de prescrire depuis cette époque, un régime fortifiant et réparateur. C'est un progrès. Ce régime, malgré son insuffisance, n'en rend pas moins de grands services aux malades qui le suivent. Il fallait, pour le compléter, y ajouter l'emploi de *moyens hygiéniques*, qu'un diabétique observateur et persévérant pouvait seul découvrir et coordonner d'une manière rationnelle.

A l'aide de ces *moyens hygiéniques*, que j'ai eu le bonheur de découvrir, j'ai pu, sur moi-même et à mon gré, neutraliser l'action épuisante du diabète, ramener cette maladie aux proportions de la plus simple des affections ordinaires et me soustraire aux incommodités qui en sont le cortége habituel. — Avoir obtenu cet immense résultat, n'était-ce pas déjà avoir trouvé la voie de la guérison ?

Considérant cette découverte comme un bienfait, je ne devais pas la garder pour moi seul. Mais, avant de me décider à la communiquer aux malades qu'elle intéresse spécialement, j'ai cherché à me convaincre encore plus profondément de son efficacité.

J'avais l'assurance de me délivrer complètement en quelques semaines du *diabète sucré*. — Dominé par le désir d'être utile, j'ai longtemps ajourné ma guérison, au risque de compromettre ma santé, pour me livrer à une foule d'expériences minutieuses, dont les résultats m'ont servi à coordonner les détails du système que je présente aujourd'hui avec la plus entière confiance.

Il s'agit maintenant pour moi d'inspirer aux diabétiques cette confiance dont je suis si bien pénétré moi-même. Il me suffira, je l'espère, pour les persuader, de leur faire connaître à quelle particularité du diabète s'applique ma découverte, et quel genre de service ils peuvent en attendre. — En lisant les explications suivantes, que surtout ils n'oublient pas que ce n'est pas un médecin qui parle, mais un malade qui, pour être écouté, n'invoque d'autre titre que sa bonne foi et son expérience personnelle.

II

Il est un fait caractéristique, c'est que le diabétique a la langue *sèche*, la bouche dépourvue de *mucosité*, et qu'il ne *salive* plus ou peu s'en faut.

A quoi donc attribuer que le malade, dans une aussi fâcheuse situation, puisse prolonger son existence? Il faut l'attribuer au besoin insatiable de boire et de manger que fait naître cette affection compliquée, c'est-à-dire à la grande quantité de liquides et d'aliments qu'il absorbe, ce qui lui permet de ralentir les progrès de la consomption, et de retarder par conséquent le dénoûment fatal ; car, tant qu'une alimentation riche, abondante, répare en partie ses forces, il peut s'agiter, marcher, travailler ou vaquer à ses affaires, et l'air du dehors qu'il respire alors particulièrement par la bouche, en lui apportant la vie, rafraîchit sa langue, le soulage et lui donne plus que le temps nécessaire pour aviser au rétablissement de sa santé.

Ici on comprend que le choix des aliments dont il fait usage joue un rôle important dans son traitement. Aussi faut-il rendre hommage à la sagacité des médecins habiles qui ont exclu du régime alimentaire les substances à base féculente ou sucrée, et qui ont ordonné le vin, le bi-carbonate de soude, l'eau de Vichy et les viandes succulentes, etc.

L'exercice, le travail manuel, la marche, un régime fortifiant : telles sont, contre le *diabète sucré*, les seules prescriptions de la science médicale. N'y avait-il donc rien de *plus* à faire, et ce *plus* l'a-t-on cherché, ou n'a-t-on pu le découvrir ?

La science s'est arrêtée à moitié chemin. De là vient que le *diabète sucré* passe pour incurable, tandis qu'au contraire rien n'est plus facile, avec mes moyens hygiéniques, que la curabilité de cette affection, même alors qu'elle arrive vers les derniers degrés de la période consomptive.

Pour l'obtenir, voici ce qu'il y a à observer :

1° Suivre rigoureusement le régime alimentaire et les exercices au grand air prescrits par la science ;

En outre, conformément à mon système auxiliaire :

2° Tenir son corps frais et libre ;

3° Ramener la salivation qui fait défaut, l'entretenir abondante, *limpide*, et éviter la soif de manière à ne jamais boire entre les repas, si ce n'est dans les cas prévus ;

4° Combattre la *sécheresse* de la langue, ou, pour mieux dire, la *maladie* elle-même, par UN AGENT ANTI-DIABÉTIQUE, qui produise sur l'organe affecté et sur les urines ce que les purgatifs produisent sur la bile, les humeurs, les matières fécales, etc. Chaque fois que cet agent est employé à propos et selon que la langue en indique le besoin, il détermine une certaine sensibilité du côté de l'épigastre (1), et sous

(1) Cette sensibilité, faible du reste et qui ne dure que quelques secondes, ne revient plus après la guérison, c'est-à-dire que, lorsque le diabète est guéri, on peut continuer l'usage du même agent sans que cette sensibilité reparaisse.

l'influence de son action, l'urine entraîne avec elle un sédiment dont la nature particulière n'a pu jusqu'ici être appréciée à l'analyse chimique.

En résumé, neutraliser le diabète dans ses ses effets et l'attaquer dans son principe, telles sont les *conditions* imposées au diabétique pour se délivrer de la terrible et insidieuse affection qui le consume lentement, mais sans relâche. Quel est celui qui ait jamais été mis en état de le remplir ? D'ailleurs, où aurait-il puisé les instructions nécessaires, puisqu'aucun livre, même parmi les plus récents, n'en fait mention ?

Voici, par exemple, un diabétique qui a la langue *sèche*, la bouche sans *mucus*, et qui ne salive point. — Il importe à ce malade, ainsi que le conseil lui en est donné, de combattre ces inconvénients qui entravent l'action régénératrice du régime ; il lui importe de réduire la masse de ses urines pour réduire proportionnellement la sécrétion du sucre. — Mais comment s'y prendra-t-il ? — La science n'a rien prévu touchant ce point capital, ni rien trouvé contre le dangereux supplice de la *soif*, excepté une stérile recommandation qui signifie ceci : Malade ! cherche, cherche quand même ! heureux si tu trouves !

Eh bien ! le système que le hasard, l'habitude des recherches m'ont fait découvrir, et auquel je dois le parfait rétablissement de ma santé, comble précisément cette lacune en donnant les moyens les plus simples et les plus certains de satisfaire à ces conditions dont je viens de parler et d'où dépend le salut définitif du malade. — Voilà l'unique innovation que ce système introduit dans le traitement du diabète sucré; il ne supprime rien de ce qui est reconnu bon, il ne fait qu'ajouter ce qui manquait.

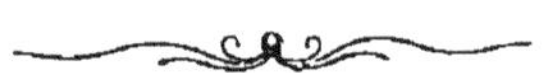

III

La preuve incontestable du mérite de ma découverte s'acquiert tout de suite et dès la première application du système. Mais, pour prémunir le malade contre le doute et les insinuations intéressées ou malveillantes qui ne manquent jamais de s'élever autour de lui, quand il a à prendre une décision en pareille circonstance, je vais indiquer d'avance et traduire en chiffres dans quel délai et dans quelles proportions le succès a lieu.

On sait que les diabétiques sécrètent beaucoup d'urines : les auteurs citent jusqu'à cent litres et même davantage par vingt-quatre heures dans les cas exceptionnels. Le *Guide pratique des maladies aux eaux de Vichy* indique des quantités plus rationnelles que j'adopte pour base.

A l'article *Diabète sucré* ou *Glucoserie*, M. le docteur F. Barthez s'exprime en effet ainsi : « Cette maladie, dit-il, consiste en une augmentation considérable dans la sécrétion de l'urine, surpassant de beaucoup la quantité de boissons prises par le malade, laquelle quantité peut s'élever de dix à quarante litres par jour. »

Or, par supposition, quatre personnes que je désignerai par les initiales A, B, C, D, commencent en même temps l'expérimentation de la découverte.

Il y a ceci de commun dans leur urine que, quelle qu'en soit la quantité, elle contient deux centimètres de sucre par litre, à la réaction chimique. Partant de ce point, et avant que ces quatre malades aient fait usage de mes procédés, j'établis leur situation respective par les exemples suivants :

A... boit 10 litres, fait environ 12 litres d'urine, lesquels, à l'analyse chimique, donnent sur le diamètre du litre une colonne sucre de. . . . . 0 m. 24 c.

B... boit 20 litres, fait environ 24 litres d'urine, soit une colonne sucre de. . . . . » 48

C... boit 30 litres, fait environ 36 litres d'urine, soit une colonne sucre de. . . . . » 72

D... boit 40 litres, fait environ 48 litres d'urine, soit une colonne sucre de. . . . . « 96

Ensemble une colonne de 2 m. 40 c.

En fait, plus le diabétique boit, plus la quantité de son urine surpasse la quantité de boissons prises, et plus également la sécrétion du sucre est abondante, litre pour litre.

Voilà donc quatre diabétiques à des degrés divers qui, ensemble, boivent 100 litres, font 120 litres d'urine et secrétent une colonne de sucre de 2 mètres 40 centimètres, quantité correspondante à environ 14 kilogrammes. Eh bien ! qu'on admette, et la remarque à faire mérite toute l'attention du monde compétent, qu'on admette, dis-je, ce qui est d'ailleurs exact, que ces quatre malades parviennent tout de suite, par un de mes moyens, sans effort et sans aucun médicament, à ramener la salivation dont ils sont privés, à neutraliser la soif qui les torture et à ne pas boire entre les repas ; — qu'on suppose, en un mot, et la supposition sera fondée et des plus logiques, que, *buvant beaucoup moins,* ils ne font plus chacun que deux à trois litres d'urine, que devient donc la colonne totale de sucre de 2 mètres 40 centimètres, et quelle différence peut-on constater entre ces quatre diabétiques à des degrés si divers ? La colonne de sucre se trouve nécessairement réduite de prime abord à quelque chose comme 20 ou 24 centimètres, soit de 9/10, et, dans l'espace de deux ou trois jours, le diabétique le plus extrême descend à peu près au niveau du moins avancé, si ce n'est que ses forces sont évidemment plus affaiblies et qu'il mettra plus de temps à les rétablir.

On s'explique, du reste, que, par ce premier progrès obtenu, le malade s'est déjà racheté de la période consomptive. Il n'a plus, en effet, qu'à réparer la perte de ses forces occasionnée par les quelques centimètres de sucre que je viens d'indiquer, et la richesse nutritive de son alimentation, produisant désormais *librement* tous ses effets, lui en donne le moyen. Ainsi, le résultat ne s'arrête pas où je l'indique ; car, d'amélioration en amélioration, l'urine ne tarde pas à tomber à ZÉRO SUCRE.

Il faut, en conséquence, en conclure que le diabétique se trouve dès ce moment en possession, surtout s'il sait *tenir son corps frais et libre* (autre moyen nécessaire à tant de monde), du plus sûr préservatif de la santé qui ait encore été découvert contre sa maladie — et qu'il peut exister à peu près comme s'il n'en était pas affecté. — Mais je le répète en terminant, je tiens, en outre, à sa disposition un moyen qui fait partie essentielle de la découverte et qui le mettra à même de compléter sa guérison, c'est l'*agent anti-diabétique* dont il peut se servir sans s'exposer au moindre inconvénient.

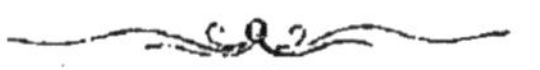

IV

OBSERVATIONS ESSENTIELLES.

Mon système est hygiénique dans toutes ses parties et ne nécessite aucun médicament ; il est d'une application facile et même agréable, le jour comme la nuit, en toute saison et sous tout climat. Que l'on voyage ou qu'on reste chez soi par goût ou par nécessité, on peut le pratiquer sans se déranger de ses occupations ordinaires, de quelque nature qu'elles soient. En outre, il n'occasionne que des dépenses insignifiantes, et par son efficacité il conduit à la suppression de tous les frais onéreux qu'entraîne aujourd'hui le traitement du diabète, et par conséquent il devient accessible aux malades de toutes les conditions.

Pour donner une idée de la puissance instantanée de mes *moyens*, qui ne sont que les auxiliaires, mais les auxiliaires indispensables du régime réparateur indiqué par la science, nous dirons que le diabétique qui y aura recours peut tenter sans crainte l'épreuve suivante : — que durant les premières semaines il en suspende l'usage de huit jours en huit jours, chaque fois, après un mieux sensible presque égal à celui de la guérison, les incommodités reparaîtront : — qu'il fasse cesser la suspension, ce mieux si consolant et si regretté reviendra promptement. — C'est, du reste, en passant moi-même par ces alternatives de soulagement et de dépérissement subit (de soulagement, quand, étant chez moi pendant quelques jours, je faisais usage des ressources que j'avais sous la main, — de dépérissement, quand, absent pour quelque temps, ces ressources me faisaient défaut), que j'ai compris que je tenais une découverte essentielle et qu'il m'importait de continuer mes recherches pour avoir à ma disposition, en toute occasion, des moyens permanents et coordonnés.

au lieu de ces moyens d'un moment et de circonstance, dont, d'ailleurs, j'étais menacé d'être complètement privé d'un instant à l'autre.

La salivation étant une des principales fonctions de notre organisme, il y a lieu évidemment d'attribuer, soit à son absence totale, soit à son insuffisance :

1° La paralysie partielle de la bouche ou engourdissement de la langue, qui survient à la longue chez les diabétiques qui réussissent à prolonger leur existence ;

2° L'hydropisie des jambes, qui, outre qu'elle rend le malade infirme, abrége ses jours, en ce sens qu'elle le met dans l'impossibilité de se livrer à l'exercice au grand air, exercice qui fait partie du régime prescrit par la science.

J'ai eu le *diabète sucré* à un degré assez développé et j'ai éprouvé moi-même les accidents que je viens d'indiquer. Tout en suivant rigoureusement le régime médical, je ne pouvais pas toujours pourvoir à l'absence ou à l'insuffisance de ma salivation, et dans ces moments-là, je sentais ma langue engourdie et mes jambes gênées. Mais, aussitôt que je faisais arriver ma salive abondante et *limpide*, ma parole redevenait libre, toute douleur dans les jambes cessait également, voire même celle de l'épine dorsale. En un mot, tous les symptômes fâcheux disparaissaient et je retrouvais ma souplesse.

Je tire de ce fait cette conséquence : que le malade, en même temps qu'il se régénère par une alimentation fortifiante, ne doit rien négliger pour *apprendre* à entretenir sa salivation et à secréter, non pas cette salive *collante, gluante* et *mousseuse* dont une partie touche déjà la terre quand l'autre reste encore attachée aux lèvres, et qui est particulière aux diabétiques, mais cette salive *limpide, normale*, commune aux gens en bonne santé.

C'est à obtenir cette salive *limpide* que doivent tendre tous les efforts du malade. S'il ne parvient pas à l'obtenir, il n'y aura jamais pour lui que des apparences de guérison, quels que soient les moyens qu'il emploie.

Les diabétiques qui me liront comprendront que je suis dans le vrai ; c'est donc à eux de demander à cor et à cris à leur médecin de leur fournir les moyens de secréter une salive de *bonne qualité*, s'ils ne jugent plus expéditif et plus certain de recevoir directement la communication de ma découverte.

Si, par hasard, on venait à leur insinuer que l'utilité de la salivation, telle que je l'entends, n'a pas une aussi grande importance, — qu'il leur suffise de savoir qu'on s'est vivement préoccupé de cette question dans quelques hôpitaux, où, entr'autres expériences dans le but de déterminer la salivation, on est allé jusqu'à employer des préparations mercurielles, remède pire que le mal dans tous les cas, mais surtout dans lescas où il est appliqué à des gens d'un tempérament affaibli et d'un âge relativement trop avancé.

Ce secret de faire saliver dans des conditions convenables, qui est un des secrets de la guérison du *diabète sucré,* est encore, à l'heure qu'il est, un objet de recherches pour la science, et il peut se passer bien des années avant qu'elle l'ait découvert, et même, en admettant qu'elle réussisse, avant qu'elle ait réuni dans un ensemble coordonné, c'est-à-dire en un système pratique, tous les préceptes propres à guider le diabétique à travers les accidents variés auxquels l'expose à chaque instant son insidieuse maladie.

Je vais plus loin. Je suppose le principe de ma découverte livré au public, ainsi que j'ai l'intention de le faire ; eh bien ! il ne se trouvera de longtemps encore un médecin qui, dans l'application, parvienne à en tirer le même parti que moi, et à me remplacer auprès du malade. — Car c'est là un sujet *pratique* où l'expérience joue un plus grand rôle que la science et qui ne peut être traité efficacement qu'entre le diabétique d'hier et celui d'aujourd'hui.

CONCLUSION.

Je dis au début de cet écrit que — diabétique moi-même — j'ai fait une découverte grâce à laquelle on ne pourra plus dire désormais que le *diabète sucré* est incurable ; on a vu plus haut, pages 18, 19 et 20, que j'ai trouvé la véritable clé de cette maladie, et la preuve que j'en donne ne peut être infirmée ou mise en doute, sans blesser la raison et le bon sens.

Plus loin, j'ajoute que, voulant faire de cette découverte une œuvre rationnelle et complète, j'ai ajourné ma guérison de plusieurs mois, pour me livrer, dans l'intérêt d'autrui, à une foule d'expériences et acquérir ainsi une aptitude suffisante qui me permette, en attendant que mon système soit vulgarisé, de me rendre utile auprès de ceux que la maladie épuise et que la mort frappe avant l'heure. — C'est à présent à MM. les diabétiques, qui connaissent le principe sur lequel je m'appuie, de décider si je me trouve en situation de tenir mes promesses.

Quoi qu'il advienne, j'ose me flatter d'avoir posé le problême de telle sorte : 1° que le savant qui voudrait en chercher la solution n'y emploierait pas son temps absolument sans résultat ; 2° que tout malade vigilant et attentif parviendrait sans nul doute, en tout ou en partie, à observer plus d'ordre dans la manière de se traiter. C'est pourquoi, espérant avoir déjà acquis, par ce premier pas, quelque droit à la bienveillance du public auquel je m'adresse, il ne me reste plus qu'à lui faire part de mes moyens de propagande.

Je ne suis point médecin, je l'ai déjà dit — en quel lieu donc — à quel titre et comment m'y prendre pour communiquer ma découverte et en surveiller l'application ?

L'endroit n'était pas difficile à choisir ; car c'est à tous les points de vue, au rendez-vous général des diabétiques, qu'il convient de la mettre au jour : — j'ai nommé *Vichy*. — Quant au titre que je puis me permettre, je dirai que c'est en qualité d'auteur et de propagateur de la découverte que je procéderai ; mais dans quelles limites ? — Vais-je, contre la lettre de la loi et au nom de la nécessité, entrer bon gré malgré sur un domaine qui n'est pas le mien ? — Non.

En réalité, rien n'est médical, — tout est

strictement hygiénique dans l'application de mon système auxiliaire, et, par ce motif, je parviendrais évidemment à rester dans la légalité, tout en gardant mon secret. Mais par respect même pour la forme, pour les apparences qui sont contre moi, et aussi par devoir envers l'humanité, j'entends mieux faire :

Ainsi, cette année à Vichy, dans le cours de la saison thermale, médecins et malades, tout le monde sera initié aux particularités de mon système, mais seulement dans le cas où le concours de ceux auxquels j'ai l'honneur de faire appel ne me fera pas défaut et ne me mettra point par conséquent dans l'impossibilité de persévérer.

A Vichy — où il se rencontre tant de médecins, où les consultations sont si faciles — à Vichy, dis-je, les conceptions de l'ignorance et de l'erreur ne peuvent trouver place. C'est pourquoi je déclare qu'au moment voulu, la communication de la découverte ne sera faite qu'en présence d'un médecin, et que le médecin du malade sera accueilli de préférence : ce sera ensuite à l'homme de l'art à combiner ou à modifier la double application du régime et du système auxiliaire qui en est L'INDISPENSABLE COMPLÉMENT.

Maintenant que je crois avoir suffisamment renseigné le diabétique sur la portée de ma découverte, je l'engage à réfléchir, à songer qu'il est question pour lui de ressaisir la vie qui lui échappe fatalement ou qu'il ne retient qu'à force de soins et de tourments. Pourquoi n'en appellerait-il pas d'une sentence qui est ordinairement sans appel, et laisserait-il passer, sans la saisir, cette occasion unique de sortir d'un état maladif qui l'inquiète à bon droit? Eclairé par ses besoins, qu'il accepte provisoirement l'épreuve, et il reconnaîtra aussitôt que la solution du problème ne serait pour lui que l'affaire de peu de temps, pendant lequel, depuis le premier jour jusqu'au dernier, il lui semblerait que déjà il a recouvré tous les avantages de la santé.

Rouen. — Imp. Giroux et Renaux, rue de l'Hôpital, 25.

www.ingramcontent.com/pod-product-compliance
Ingram Content Group UK Ltd.
Pitfield, Milton Keynes, MK11 3LW, UK
UKHW022156190726
13855UKWH00004B/1507

9 782013 464680